AF315124

Les Neurasthéniques

PAR LE

DOCTEUR E. CABANES

Ancien interne des Hôpitaux d'Avignon
Médecin des Hôpitaux

" L'âme et le corps sont unis par une étroite
cousture et s'entrecommuniquent leur fortune ".

MONTAIGNE.

Les Établissements CHATELAIN

2 bis, rue de Valenciennes, Paris (X^e)

GLOBÉOL

ABRÈGE LA CONVALESCENCE ❖ **AUGMENTE LA FORCE DE VIVRE**

Extrait total du globule rouge débarrassé de son enveloppe et de sérum hémopoiétique exalté par des saignées successives associés aux fer et manganèse colloïdaux.

Le plus puissant reconstituant du monde.

"Un homme globéolisé en vaut deux."

Tonique du cœur, du muscle et du nerf.

1° Augmente le pouvoir phagocytaire.

2° Apporte à l'organisme du sang vivant avec ses cytopoiétines, ses anticorps et ses antiferments, ainsi que ses hormones, ses catalases et ses oxydases.

3° Élève l'index opsonique du sang normal.

4° Réalise la transfusion sanguine véritable et normale.

5° Rénove le sang et diminue la fragilité globulaire en augmentant la richesse en hémoglobine des hématies, comme le prouve l'analyse spectrale.

6° Reconstitue la substance grise du cerveau et élève le potentiel nerveux, étant un véritable *sérum de la fatigue*.

7° Assure la stabilité nerveuse : seul spécifique de la neurasthénie.

8° L'action du GLOBÉOL est suractivée par la présence de fer colloïdal et de manganèse colloïdal, préparés pour la première fois par J-L. Chatelain (1909).

Communication à l'Académie de Médecine (7 Juin 1910).

Aucun danger, même à haute dose. Aucune contre-indication, ni toxicité. Peut se prendre en même temps que toute autre médication.

DOSES USUELLES :

ÉTATS CHRONIQUES : 4 pilules par jour au repas de midi.
ÉTATS AIGUS : 8 pilules au repas de midi.
ENFANTS : 2 pilules par jour à partir de 8 ans.

CHAPITRE I

Comment on devient neurasthénique

La clinique a-t-elle eu tort d'élever à la dignité d'une entité pathologique le syndrome de Beard, la névrose américaine, décrite par ce médecin, il y a trente-six ans, sous le nom de *neurastheny or nervous exhaustion* ? C'est un mal fréquent aux Etats-Unis, pays d'arrivisme enragé et de surexcitation vitale permanente par le *business*. En France, le mot fit fortune et n'acquit aucune acception péjorative. Bien plus, « neurasthénie » est devenu, peu à peu, un euphémisme assez bien porté, au point de déguiser souvent des psychopathies graves, tandis que le mal de Beard est, en réalité, une névrose ordinairement curable et dépourvue de lésion caractérisée : trouble fonctionnel, peut-être compliqué, mais rien de plus...

C'est un chirurgien, chose bizarre, Pierre Delbet, qui nous a donné, récemment, la définition la plus exacte du neurasthénique : « Le neurasthénique est un vaincu ; vaincu par la fatigue, par les émotions, par les intoxications, par la vie, souvent aussi par les troubles viscéraux anciens. » Pour certains spécialistes, la fatigabilité (Déjérine) et l'inadaptabilité constituent les caractères essentiels du mal. Ce qui est sûr, c'est que la neurasthénie n'est pas nouvelle, si son nom est récent. Les vapeurs du xviiie siècle, le nervosisme, la névropathie de tous les temps, se caractérisent par cette déchéance du potentiel nerveux et cette *irritable debility*, qui correspondent si étroitement à la symptômatologie du mal de Beard.

En cherchant bien, on le retrouve même chez les anciens. Les Hébreux et les Grecs, notamment, furent souvent dominés par la vie maussade et inquiète, tunique de Nessus de toute civilisation. En France, la neurasthénie était fort commune au temps du grand Roi et Molière n'a pas manqué de nous en crayonner, dans son *Malade Imaginaire*, les irrécusables traits. Les « promenades solitaires » de Jean-Jacques, l'individualisme de Mme de Staël, les angoissants désirs de Chateaubriand, les abus de l'analyse byronnienne et gœthienne, destinée à pénétrer le sens impénétrable de la vie; la détresse romantique des Vigny, des Musset, des Lamartine, témoignent de la solitude morale et du vide sensitif qui caractérisent l'épuisement nerveux. Que dire de Leconte de Lisle, de Flaubert, de Verlaine, chez lesquels l'empreinte de la neurasthénie est encore plus profonde ? Il est vrai que les intellectuels, et surtout les poètes, ont, à cet égard, un triste privilège...

Chez les jeunes gens, le mal se dessine volontiers à la suite du travail cérébral exagéré et du surmenage mental inséparable des examens et des concours. Toutefois, en observant le sujet, on retrouve ordinairement les stigmates de l'hérédité nerveuse ou neuro-arthritique. Souvent, il s'agit de véritables tares de dégénérescence, chez des descendants de névropathes avérés, d'hystériques, d'alcooliques, de tuberculeux, etc., ayant apporté, dès leur berceau, une certaine fragilité native des cellules nerveuses. L'hérédité n'est-elle pas, du reste, la *cause des causes* (Morel), en neuropathologie ? Cette donnée bien établie nous apporte de précieuses indications pour le traitement prophylactique. Il faudra, d'une part, consolider les neurones par les reconstituants reconnus du système nerveux (Globéol, etc.); d'autre part, combattre de bonne heure l'émotivité exagérée et les occasions de vibration sentimentale aboutissant à la banqueroute certaine de cet élément anatomique. Ce sont presque toujours des erreurs d'éducation qui créent la *nervous exhaustion*, chez les héréditaires, alors qu'elle devrait remplir une mission essentiellement corrective. C'est donc de bonne heure qu'il importe de régler l'existence physique et psychique du prédisposé, avant qu'il subisse le rude contact des réalités de la vie.

« Ne devient pas neurasthénique qui veut », disait, à bon droit, Charcot. On trouve comme antécédents presque obligatoires : la contention d'esprit, le travail reclus et sédentaire, la dyspepsie gastro-intestinale, le mauvais sommeil, parfois la fatigue visuelle (asthénopie de l'accommodation). Le surmenage, si souvent invoqué, ne nous apparaît que comme une forme d'intoxication survenant de préférence chez les arthritiques héréditaires.

En avançant en âge, l'usure nerveuse se fait sentir par les chagrins, les chocs émotionnels, les commotions mentales, les désillusions, l'ambition trompée, l'amour malheureux, l'abus des plaisirs, les dérèglements et écarts de la sensibilité et même certains accidents traumatiques accompagnés d'un *shock* intense. En entraînant une assimilation insuffisante, la dyspepsie nervo-motrice gêne la réparation des éléments nerveux. L'artério-sclérose et l'albuminurie aux débuts revêtent, assez souvent aussi, le masque de la neurasthénie, fréquente rançon des grosses situations sociales, bien qu'elle n'épargne, en réalité, aucune condition et s'attaque même aux « *fortunatos agricolas* » chantés par Virgile.

De nombreux maîtres ont invoqué, avec preuves à l'appui, l'étiologie toxi-infectieuse (Ballet, Régis, Pierret, etc.). Il est avéré, en effet, que les troubles des organes digestifs préludent souvent à l'instauration neurasthénique : l'insuffisance hépato-rénale, qui est à la base de bien des symptômes (tristesse, découragement, etc.) nous explique la facilité d'empoisonnement alimentaire et cholémique chez les malades, où la lente imprégnation du système nerveux par les toxines rend compte de la marche morbide et du succès de certains traitements dépurateurs fort efficaces (Jubol, Urodonal).

L'atonie gastro-intestinale, la dilatation d'estomac et les ptoses sont presque constantes chez les neurasthéniques. Parfois, les malades souffrent d'entérite chronique (colite muco-membraneuse) ou d'appendicite ancienne. Le ralentissement nutritif coïncide souvent avec l'insuffisance rénale et avec l'uricémie, grands facteurs d'auto-intoxication.

Un certain nombre de maladies infectieuses peuvent créer, de toutes pièces, la neurasthénie, sans même qu'on ait à invoquer ni influence morale ni prédisposition héréditaire. La fièvre typhoïde, le paludisme, le rhumatisme articulaire, les fièvres éruptives sont de ce nombre. On doit faire une place à part à la neurasthénie post-grippale, souvent très sérieuse, les toxines de la grippe compromettant les neurones d'une manière profonde et durable. Dans ces cas, l'asthénie musculaire et la dépression mélancolique dominent la scène morbide, avec la céphalée tenace ; et le traitement toni-vasculaire par le Globéol (ce grand stimulant excito-moteur de la contractilité organique) rétablit promptement l'équilibre physiologique, en augmentant l'activité de la substance grise et rétablissant la normalité du métabolisme dans les neurones. La déminéralisation, l'appauvrissement du support minéral de la cellule nerveuse, expliquent les symptômes et légitiment le traitement, sur lequel je m'étendrai bientôt.

Il en est de même dans les formes morbides qui succèdent à l'abus des excitants modernes et des anesthésiques ; dans la neurasthénie sexuelle ; dans celle de la ménopause ; dans celle qui précède la tuberculose (Potain) ; toutes les fois, en un mot, que l'hypotension artérielle persistante, les ptoses, les troubles de la digestion et de l'absorption consomment la ruine des harmonies nerveuses et sollicitent le retrait fonctionnel de nos manifestations cérébrales les plus nobles.

CHAPITRE II

Les Symptômes

La période d'invasion de la neurasthénie est lente, ainsi que sa période d'état. Le malade a, d'ordinaire, la tête lourde : c'est la fameuse *céphalée en casque*, qui s'atténue après les repas et s'exaspère par l'effort physique et intellectuel. L'*adynamie musculaire* se signale fréquemment par une sorte de courbature générale, plus prononcée au lever qu'au coucher. Il existe une certaine facilité à s'endormir, le soir, mais avec de brusques

réveils et, finalement, de mauvaises nuits ; parfois, il y a som-
nolence après les repas.

A la base des processus nerveux, existent des troubles gastro-
intestinaux plus ou moins marqués, ordinairement du type
hypochlorhydrique (dyspepsie nerveuse) ; un déséquilibre dans la
tension artérielle et dans les vaso-moteurs sympathiques,
consistant en *arythmie circulatoire*, angoisse cardiaque (fausse
angine de poitrine), alternatives de rougeur et de pâleur faciales,
de froid et de chaleur dans les membres. Les *réflexes* sont exa-
gérés : des topoalgies, des douleurs irradiées, malaises nerveux,
secousses musculaires, crampes nocturnes, dérobement des
jambes, bouffées de chaleur ou ondes de froid, visage pâle et
lisse, craquements dans la nuque, bourdonnements d'oreilles,
tremblement convulsif des paupières, impuissance (par dériva-
tion psychique, habituellement) caractérisent le neurasthénique
confirmé. Page a signalé l'inversion de la température, le ther-
momètre rectal indiquant le matin une température plus élevée
que celle du soir.

Mais c'est surtout moralement que le malade souffre le plus ;
souvent, le mal se signale par un luxe presque incroyable de
symptômes psychiques. Ce sont les *obsessions*, à l'occasion des
incidents parfois les plus vulgaires de la vie. Ce sont les *phobies*,
le plus souvent futiles, mais signalant toujours un rétrécisse-
ment de l'aire de la conscience ; les scrupules et les doutes, le
délire du toucher, qui impliquent un affaiblissement toujours
inquiétant du jugement ; c'est une réaction anormale aux conflits
affectifs ; bientôt, c'est l'obscurité de la pensée, c'est la paresse de
l'expression, c'est l'éréthisme et le trouble de la sphère émotive.
Disons, en passant, que ce qui distingue les obsessions et les phobies neurasthéniques de celles de l'hystérie, c'est que nous sommes
incapables de les créer ou de les supprimer par l'injonction per-
suasive. L'auto-suggestion, elle-même, a rarement complètement raison de ces manifestations d'ordre anxieux, dues à une
infériorisation fonctionnelle du psychisme supérieur : idées para-
sites, s'infiltrant dans l'esprit par une sorte d'effraction graduelle.

On constate souvent une réelle impuissance de la volonté et de l'attention, une certaine incohérence de la pensée, l'indéci-sion de la mémoire, ce qui explique les notes manuscrites dont s'encombrent ces *malades aux petits papiers* (Charcot). Le neurasthénique ploie sous la vie ; il est mutilé par elle, et pourtant il en goûte les caresses, sans en supporter les énergies. Incapable d'effort, et par conséquent de sacrifices, il vit avec la nausée aride du présent et le dégoût de l'avenir : il se recueille dans la tristesse et l'ennui, cet inexorable fléau (Bossuet) ; il s'engourdit dans une véritable nuit de l'âme. Elle était bien neurasthénique, cette pauvre reine qui avait pris pour devise : « Plus ne m'est rien, rien ne m'est plus ».

Remarquons, au surplus, que le ressort se brise surtout lorsqu'il y a disproportion entre le genre de vie et l'aptitude constitutionnelle. Egoïste, inquiet, haletant, facilement désarçonné, le neurasthénique comprend tout, mais devient incapable de placer ses perceptions à l'endroit qui convient. Alors, le *tædium vitæ* surgit, comme la conséquence fatale de l'abolition du contrôle physico-mental. L'aboulie devient patente : c'est la faillite de la volonté. Dans ces conditions, on comprend le mot de Lamennais (encore un illustre neurasthénique) : « Je ne connais qu'un livre consolant, c'est un registre mortuaire ».

Le neurasthénique souffre donc beaucoup, souffre surtout moralement. Il gémit sur lui-même, languide et découragé : car il a parfaitement conscience de son misérable état mental ; — plus que conscience, même, puisqu'il présente une véritable hypertrophie de son moi, un égoïsme monté en graine. Cela nous rend compte de ses inquiétudes, de son irritabilité, de sa recherche de la solitude, au cours de laquelle il se plaît sans trêve à s'analyser minutieusement. Ame triste et sombre, dans un corps fatigué et dénourri ! Les variations atmosphériques et météoriques (orages, vent du sud) ont une influence ordinairement assez nette sur les crises : « Le neurasthénique est l'être thermo-baromé-trique par excellence » (Monin).

Pierre Janet compare le cerveau de ces malades à un beau lustre électrique, dont les lampes sont nombreuses et artistiques : mais le lustre éclaire mal, ses lampes s'échauffent, il se fait des dérivations, parce que le courant du secteur n'a pas un suffisant voltage...

La mobilité des symptômes et l'insuffisance fréquente de la thérapeutique nous expliquent pourquoi ces névropathes changent si facilement de médecins : ils ont besoin de varier, sans cesse, leur ravitaillement moral et aussi de voir de nouvelles figures, étant facilement obsédés par les anciennes. En résumé, les *stigmates* de la neurasthénie, c'est-à-dire ses symptômes les plus importants et les plus constants, sont toujours, comme au temps de Beard et de Charcot : la migraine, l'insomnie, la rachialgie (qui manque assez souvent), la débilité nervo-musculaire, la dyspepsie, l'émotivité et le manque de volonté.

Je voudrais insister quelque peu sur un de ces stigmates, qui requiert toute l'attention du clinicien : l'*insomnie*.

L'insomnie complète est rare, chez le neurasthénique : mais le mauvais sommeil lui est assez habituel. Une fois couché, il dort généralement une ou deux heures et se réveille en proie au cauchemar ou à l'obsession : ce n'est qu'au matin qu'il retrouve un repos lourd et assez peu réparateur. En résumé, le sommeil est court, entrecoupé, peu profond et par conséquent dénué de réconfort : le réveil trouve le malade désemparé et encore amoindri. Jointe au nervosisme diurne, l'agrypnie nocturne brûle le système nerveux par les deux bouts et ruine bientôt le budget des forces vitales. La situation s'aggrave encore, si le client use et abuse des médications somnifères, toutes plus ou moins hostiles à la cellule nerveuse, dont elles exaspèrent le déséquilibre, qui à son tour entretient l'insomnie : cercle vicieux que l'on ne saurait rompre autrement que par les méthodes naturelles, physiatriques, la vie calme, silencieuse, simple, au grand air, l'isolement, les bains tièdes, les douches, la bonne ventilation nocturne, le massage, les frictions, les applications électro-statiques, etc. Il faut surtout insister sur la suppression de tous les stimulants et prétendus dynamophores, café, thé, vin, spiritueux, kola, coca, quinquina, cacao, bouillon, tabac. Le séjour à l'altitude (1.000 à 1.200 mètres), les travaux manuels attrayants, la bonne hygiène du lit (beaucoup d'air, pieds bien chauds, absence de bruit), la crainte du travail intellectuel vespéral, ainsi que des émotions *cérébro-rétiniennes* du théâtre, des soirées mondaines et surtout du cinéma : telle est, en quelques mots, la prophylaxie de l'insomnie neurasthénique.

C'est par le bon fonctionnement *totiùs substantiæ*, par le jeu perfectionné de tous nos organes, par la détente parfaite des muscles, que nous assurerons au mieux la sédation nerveuse propice au sommeil. Lorsqu'il y a coïncidence d'hypertension, on redoutera, alors, l'encrassement des neurones par les déchets nutritifs. En se couchant, on prendra chaque soir une ou deux cuillerées à café d'Urodonal : c'est le plus sûr système pour décongestionner et lixivier la cellule nerveuse et la disposer à se fortifier par le sommeil. En outre, on s'efforcera de reconstituer le sang par le globéol.

Le sommeil est le baume vital qui nous apporte l'oubli, accumule les énergies de défense et confère au névropathe la résistance aux conceptions néfastes qui le tuent ; en renforçant la volonté, le sommeil éloigne tout énervement anxieux : « Dormir, c'est guérir », a dit le vieux Liébault, et, par cette formule, le Père de la suggestion visait exclusivement le sommeil sans narcotiques, cela va sans dire.

CHAPITRE III

Le Traitement

La stabilité nerveuse : tel est le grand support des individus et des races. C'est donc un devoir plus que médical, un devoir social, que de savoir traiter rationnellement les neurasthéniques.

Ces malades sont, presque toujours, des intoxiqués, ainsi que je l'ai déjà dit. Pour bien établir les linéaments thérapeutiques, il importe de se rendre un compte exact du degré et de la forme d'intoxication, par l'analyse des urines et des matières fécales, les examens du sang et la revue précise des divers symptômes indicateurs de troubles fonctionnels dans les appareils anti-toxiques : céphalo-rachialgie, perturbations gastro-intestinales et hépatiques, fatigue ou éréthisme cardiaques, parfois diabète, albuminurie, tuberculose, syphilis. Il est évident qu'avant de traiter la neurasthénie, effet morbide, nous devons nous atteler, d'abord, à la cure de ces divers états qui créent parfois, de toutes pièces, le syndrome de Beard.

En cas de syphilis, principalement, la médication moderne par la Vamianine s'impose au choix du praticien, parce qu'elle présente, avec le *maximum* d'activité spécifique, le *minimum* de fatigue pour le tube digestif. Appliquée de bonne heure, la Vamianine préviendra les manifestations graves du côté de la sphère nerveuse : n'oublions pas que, chez les syphilitiques, la neurasthénie fait volontiers le lit à la paralysie générale.

L'intoxication digestive étant la nourrice des troubles nerveux, il est nécessaire, par un régime rationnel, de diminuer le nombre et la circulation des toxines gastro-intestinales, tout en remédiant à l'atonie digestive et à la dyspepsie. Des potages au lait ou au maigre, à base d'orge, avoine, riz, maïs, sagou, tapioca, arrow-root, pois, lentilles ; des purées de légumes frais, additionnées d'un peu de crème ; peu de viande et de poisson, toujours très bien cuits et sans sauces épicées (environ 150 gr. par jour), en insistant sur les volailles, le veau, l'agneau, le porc frais, le jambon frais, les poissons à chair blanche ; deux ou trois œufs très frais, à la coque ou brouillés ; des corps gras, à moins de tendances à l'obésité : beurre, huile d'olives, lard, rillettes, foie gras ; du pain grillé, des nouilles, du macaroni, à volonté, ainsi que des pommes de terre en purée et à l'anglaise et des légumes verts, principalement les salades cuites. Comme entremets et desserts, les compotes, marmelades, miel, lait caillé, fromage à la crème, fruits bien mûrs, crèmes renversées. Comme boisson, une bière de malt un peu réchauffée, en termi-

nant le repas par une petite tasse d'infusion aromatique chaude.
On évitera les viandes fortes, gibier, crustacés, mollusques,
saumon, anguille, fritures, sauces piquantes, sauces au vin,
viandes fumées, cornichons, moutarde, oignon, ail, échalote,
oseille, raifort, épices, conserves, vin pur, extraits de viande,
café, thé, liqueurs. Après chaque repas, on fera bien de garder
pendant une heure la position horizontale, avec compresse
échauffante appliquée sur l'épigastre.

En suivant religieusement ce régime, réparti, de préférence,
en quatre repas, de trois en trois heures (deux grands et deux
petits), le malade évitera toute stase de substances toxiques
dans les départements cérébraux, bulbaires et spinaux (Pierret),
qui (même s'il s'agit d'une imprégnation fugace) est toujours
féconde en réactions neurasthéniques. Si le sujet est hypertendu,
l'Urodonal, les frictions sèches et alcooliques, les sudations bien
conduites, la darsonvalisation, abaisseront bientôt la pression
artérielle. En cas d'hypotension, on relèvera les forces générales
et la tonicité nutritive du système nerveux par les piqûres de
sérum, les bains statiques, hydro-électriques et de CO_2, quelques
granules de strychnine, incitants des déprimés, éperons des
affaiblis; il est inutile de prescrire les préparations phosphatées,
vu leur notoire infidélité à relever le potentiel nerveux et la
capacité d'effort. (Jamais aucun phosphate n'a réussi à enrayer
le naufrage de l'activité mentale chez un neurasthénique.) Nous
verrons bientôt pourquoi le praticien doit préférer, dans ces
cas, l'emploi méthodique du Globéol.

En cas d'entérite, il faut lutter contre l'imprégnation toxique
et fermentative du système nerveux (d'origine gastro-intestinale):
la médecine moderne possède alors, dans la sinubérase, un agent
véritablement héroïque. La sinubérase agit par ses bacilles
lactiques et paralactiques pour détruire la putridité micro-
bienne et invertir avantageusement la flore intestinale: les
levures sélectionnées et les touraillons d'orge, si puissants
contre les toxines et pour la bactériolyse, complètent l'activité
du ferment lactique. Par la sinubérase, la langue se nettoie,

les selles perdent leur irrégularité et leur putridité, grâce à l'action désinfectante d'un remède intestinal polyvalent, complet, énergique et bien toléré par tous. Elle permet de neutraliser les poisons qui baignent les cellules cérébrales des neurasthéniques, d'enrayer la toxémie nerveuse, d'empêcher les décharges tangibles de la fatigue, traduites par les vertiges, les obsessions, etc., et d'assurer cette suractivité des émonctoires, qui atténue dans une si large proportion les symptômes neurasthéniques (Lépine).

Chez les arthritiques et les uricémiques, le rein a besoin d'être nettoyé de ses urates et décrassé de ses toxines par le moyen de l'Urodonal, grand assureur de jeunesse artérielle. L'Urodonal est souvent indispensable pour faire tomber les entraves au fonctionnement hépato-rénal et faciliter les éliminations d'urée et d'acide urique : car on ne saurait croire combien l'insuffisance du foie et des reins découronne les centres psychiques et enraie ou compromet l'influx nerveux nécessaire pour l'effort, pour la conduite régulière des opérations mentales.

Chez la femme, la neurasthénie est fréquemment d'origine génitale : elle s'exaspère par la manie du lit et des interventions opératoires. Dans les diverses phases de la vie sexuelle féminine, formation, crises menstruelles, puerpéralité, lactation, ménopause, — nous avons souvent affaire au syndrome *insuffisance ovarienne*, caractérisée principalement par l'indifférence, l'apathie, la dépression, la tristesse, avec digestions pénibles, rougeurs du visage, insomnie, confusion mentale. Ces symptômes neurasthéniformes, étroitement liés au déficit endocrinien et à l'hypofonction ovarienne, sont justiciables de la fandorine, extrait ovaro-mammaire combiné aux principes de l'anémone, du piscidia et du viburnum. La fandorine, tonique utérin, régulateur du sang et des nerfs, redresse les désordres résultant de la sphère sexuelle et relève le tonus général, en activant et répartissant les sécrétions paraglandulaires. Sous son influence, on voit surtout, promptement, s'améliorer les réflexes, manifestations physiologiques de la vie de relation et matière première (si l'on peut ainsi dire) de l'automatisme nerveux. Les malades accusent parfaitement leur conscience d'une activité dynamogéniante améliorée, en même temps que le psychisme supérieur se régularise. Au fur et à mesure que les centres nerveux se dégagent de l'intoxication, les femmes voient leur moral changer du tout au tout et s'élargir un bonheur vital sur lequel elles ne comptaient souvent plus guère.

Une foule de sensations pénibles chez les neurasthéniques sont dues aux gaz intestinaux et aux fermentations viscérales plus ou moins délétères. Les points de côté, topoalgies, étourdissements, angoisses, l'obtusion mentale, les troubles cardio-respiratoires eux-mêmes, n'ont souvent pas d'autre origine que la coprostase : le côlon a plus de rapports qu'on ne le croit avec le cerveau et l'on voit une évacuation alvine copieuse et régulière soulager toujours le neurasthénique, secouer sa torpeur hépatique, favoriser l'élimination des substances *ponogènes* fautrices d'épuisement nerveux et imposer silence aux divers symptômes que je viens d'énumérer. C'est dire qu'il faudra toujours songer à la *jubolisation* méthodique de l'intestin chez tous les atoniques abdominaux.

Millot a attiré, à bon droit, l'attention, dans ces derniers temps, sur l'opothérapie sanguine, envisagée comme base de traitement des neurasthéniques. Sous le nom de globéol, l'arsenal pharmaceutique moderne s'est (comme on le sait) enrichi d'un extrait total de tous les éléments vivants du sang. Le globéol comprend : le globule rouge, débarrassé de son enveloppe, mais renfermant tous ses ferments (oxydases, catalases, stimulines, lipoïdes anti-hémolysants), l'hémoglobine intégrale, le sérum sec avec ses précipitines, ses agglutinines et ses antitoxines et endocrines, avec addition artificielle de colloïdes fer et manganèse représentant ces métaux à l'état naissant, prêts à l'absorption intégrale et radio-actifs.

Le globéol transfuse aux cellules nerveuses ses éléments rénovateurs et exaltateurs de la phagocytose : en quelques jours, chez les sujets les plus atoniques, les plus déprimés, la tension artérielle et les calories se relèvent, le sang récupère sa richesse et les muscles reprennent leur vitalité. Un sang vif et généreux constitue le plus précieux nutriment du neurone : on le voit à la stimulation vitale des fonctions sensorielles et motrices, où l'harmonie ne tarde guère à régner. En modifiant les éléments cytologiques, dont il corse la valeur défensive et immunisante, le globéol diminue le pouvoir fixateur du système nerveux pour les toxines. Comme tous les reconstituants, il est un anti-bacillaire indirect : mais, de plus, il forme, avec certains poisons endogènes de la cellule nerveuse, de véritables combinaisons, qui facilitent leur dégagement et leur élimination. Il répare ainsi certaines altérations moléculaires du neurone, avant qu'elles soient organisées en lésions. C'est pourquoi il se recommande chez les neurasthéniques, alors que les éléments anatomiques des cellules se trouvent encore à l'état d'intégrité.

Le globéol n'a rien de ces stimulants qui forcent le fonctionnement cellulaire avec une fausse clé et procurent des réactions inévitables d'épuisement. Reconstituant nutritif total, il fait épanouir toute l'activité physique et profiter tout l'organisme du bien-être qu'il y répand. En ravitaillant la nutrition débile et en ressuscitant l'hémopoïèse, il éloigne, d'une manière durable, les misères nerveuses. Il atténue aussi notablement les alertes circulatoires, qui inquiètent, de temps à autre, les neurasthéniques au cœur instable. Refaire du sang, n'est-ce pas l'éternel moyen d'équilibrer les nerfs ? Le sang est le roi des antispasmodiques et tout clinicien a pu observer que c'est l'anémie qui met le plus souvent le feu aux poudres, dans un système nerveux héréditairement dégénéré. Le globéol étant, à la fois, un reconstituant hématique, un excito-moteur régulier et un ordinateur du mécanisme réflexe, dans l'axe cérébro-spinal, constitue, à l'heure présente, le meilleur antidote de l'usure nerveuse et le vitalisant le plus parfait du dynamisme encéphalique.

Voici au hasard quelques-unes des observations au milieu des centaines que j'ai recueillies dans ma clientèle et qui me paraissent typiques :

OBSERVATION I. — M. F..., ingénieur, ancien élève de l'Ecole Polytechnique, 40 ans, s'est depuis sa jeunesse surmené au point de vue intellectuel (examens, concours, etc.). Il en est résulté chez lui une grande excitabilité du système nerveux, il remplit cependant ses fonctions d'une façon normale, mais placé à la tête d'une usine métallurgique très importante, il est obligé de se livrer à de nouveaux efforts et c'est alors que la maladie se manifeste de façon bruyante. Tout travail lui devient bientôt impossible. Il a des céphalgies intenses. Il perd l'appétit. Il va être obligé d'abandonner sa nouvelle charge, ce qui lui est d'ailleurs conseillé par son médecin ordinaire. Heureusement un autre de nos confrères, mieux inspiré, lui conseille l'usage des pilules du Globéol. Une amélioration se manifeste bientôt, et au bout de quelques mois la santé est redevenue bonne.

OBSERVATION II. — M. C..., commerçant, est à la tête d'une maison considérable. Il travaille quinze heures par jour. Il sent bientôt ses forces décliner ; il résiste pourtant jusqu'au jour où une crise financière éclate. Le coup a été trop rude. Le sujet tombe épuisé. Quelques semaines de traitement par le Globéol permettent à M. C..., de retrouver une activité nouvelle, de reprendre peu à peu ses occupations. Six mois après, le malade a retrouvé l'intégrité de ses forces. Il rétablit complètement ses affaires.

OBSERVATION III. — Mme L..., 35 ans, veuve d'un officier tué aux colonies, perd une fille chérie. En même temps, elle apprend que ses ressources financières ont sombré dans la faillite d'un banquier. Le deuil et la misère accablent la malheureuse. Il lui faudra travailler pour vivre et subvenir aux besoins des deux enfants qui lui restent. L'épuisement nerveux est chez elle complet. On croit qu'elle va devenir folle. Elle refuse toute nourriture ; tout mouvement lui est interdit. Elle maigrit, s'émacie, et court à une déchéance irrémédiable. Le Globéol, en quelques mois, lui rend une santé normale et lui permet de remplir ses devoirs de mère de famille.

OBSERVATION IV. — M. de V.. est un fêtard. Depuis sa jeunesse il s'amuse, passant ses nuits au cercle ou dans les ruelles cotées ; pour employer une expression vulgaire il brûle la chandelle par les deux bouts. Mais son sytème nerveux ne résiste pas. Les jours de tristesse succèdent aux nuits de plaisir. M. de V.. verse dans l'hypocondrie. C'est en vain qu'il promène dans les villes d'eaux, sur la Riviera, et ailleurs, sa mélancolie ; ses forces le trahissent, ses fonctions digestives se détraquent. Il se cachectise. Bien souvent il songe au suicide. Le Globéol est pour lui le sauveur.

Ces observations, que nous pourrions multiplier, s'appliquent, on le voit, à des personnes devenues neurasthéniques pour des causes différentes, quoique se ramenant toujours à un type unique : le surmenage. Chez l'une, il s'agit d'efforts intellectuels intenses et prolongés, chez l'autre de préoccupations financières, chez la troisième de ces mêmes préoccupations aggravées de peines morales profondes, chez la dernière enfin du surmenage par les veilles et les plaisirs. Quelle que soit la nature de ces causes, le résultat est le même. Mais — chose consolante — le traitement par le Globéol reste toujours victorieux, parce qu'il s'adresse à l'origine même du mal.

Relevé physiquement, le malade sera prêt pour la rééducation psychothérapique : le rôle moral du médecin représente un grand appoint de force curative chez le neurasthénique. Il doit savoir se mettre au ton de son âme, dissiper ses phobies par un raisonnement optimiste, supprimer l'inquiétude et enjoliver le pronostic, chez un client toujours hanté par l'anémie ou la crainte. Décevante lorsqu'il s'agit d'affirmations trop nettement définies, la suggestion mentale doit servir surtout à renforcer la volonté, à faire cesser le déséquilibre mental, les idées et désirs capricieux. Le changement de milieu, la vie simple, les distractions peu fatigantes, le voyage, parfois, serviront utilement aux déprimés pour secouer les cellules cérébrales, chasser les sensations d'insécurité et restaurer le goût de la vie, en cultivant l'espoir d'une guérison parfaite.

L'extrême fatigue, la peur, la disproportion des symptômes accusés et de ceux révélés par l'investigation médicale : telles sont les conditions qui rendent indispensable une suggestion bien faite. Il importe surtout au médecin de calmer l'impressionnabilité et la détresse morale ; de convaincre le malade nonseulement de l'inutilité, mais du péril de se plaindre à tout instant et de se complaire sans trêve dans la douleur morale. On fera appel à l'énergie réconfortante de la volonté, de manière à acquérir peu à peu la confiance du client et la pénétration croissante de ses phénomènes mentaux. La volonté d'être fort ne suffit pas infailliblement à fortifier, mais elle empêche de s'affaiblir davantage, c'est déjà quelque chose (Regnal).

A côté de la suggestion, il faut placer *l'auto-suggestion*, qui n'est pas autre chose que le γνῶθι σεαυτόν de la sagesse antique et *l'examen de conscience* de la plupart des religions. Avec la connaissance de nous-mêmes par la conscience, nous avons tous le moyen d'obtenir et de perfectionner notre contrôle psychique : nous possédons un réservoir d'énergie latente où il nous est loisible de puiser sans cesse. C'est ainsi que nous établirons, patiemment, l'unité et la cohésion de notre *moi* psychique, qui ne se conquiert jamais qu'à l'aide d'une forte discipline intérieure.

Mais il faut savoir économiser les efforts inutiles et les fatigues superflues. Souvent, il serait vain de demander à un neurasthénique de s'adapter tout seul à la vie, surtout à la vie factice des grandes villes. Il est presque toujours, pour lui, nécessaire d'abandonner le milieu urbain, où la fatigue nerveuse et sensorielle est toujours excessive, surtout à cause de l'absence d'intervalles de calme et de repos, nécessaires pour rétablir l'équilibre des énergies. Mais cela ne veut pas dire qu'il faille se chambrer, pour cela, dans une tour d'ivoire : une saine orthopédie mentale doit, au contraire, savoir toujours opposer la solidarité humaine à l'individualisme, père putatif de toutes les névroses de l'esprit...

Un métier fixe ou, tout au moins, des occupations intéressantes et suivies conviennent à un bon entraînement psychique. C'est là, surtout, qu'il faut chercher l'extinction d'une vaine sensibilité et la génération d'une énergie soutenue, par l'emploi régulier et méthodique de toutes nos facultés mentales. C'est *l'expectant attention* de la philosophie écossaise, concentrant, à la fois, la volonté et la raison, tout en activant l'automatisme de la conscience. Car l'imagination seule, si puissante pour attirer sur nous des souffrances, est, le plus souvent, incapable, hélas ! de les adoucir et de les calmer.

L'hygiène physique doit donc toujours se doubler d'une hygiène morale. L'homme est un tout : la situation mentale n'est ordinairement que la doublure de l'être somatique. C'est pourquoi nous avons voulu, en ces quelques pages, exposer l'ensemble des traitements capables de réadapter, le plus promptement, le neurasthénique à la vie normale et à la santé. S'il sait les suivre avec ponctualité, sous une direction sympathique et éclairée, il retrouvera promptement, avec sa volonté normale, ce qui lui tient le plus à cœur : *la maîtrise de soi.*